BEI GRIN MACHT SICH IHR WISSEN BEZAHLT

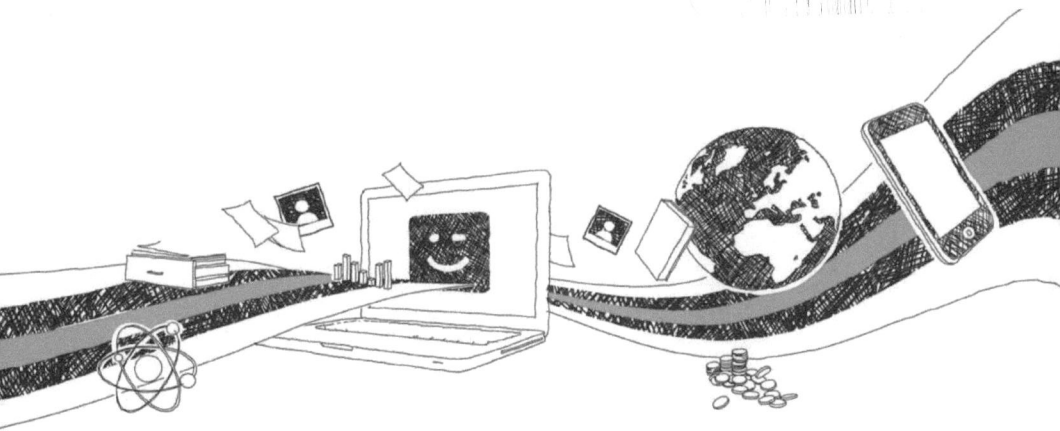

- Wir veröffentlichen Ihre Hausarbeit, Bachelor- und Masterarbeit

- Ihr eigenes eBook und Buch - weltweit in allen wichtigen Shops

- Verdienen Sie an jedem Verkauf

Jetzt bei www.GRIN.com hochladen und kostenlos publizieren

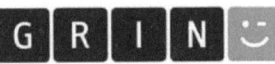

Bibliografische Information der Deutschen Nationalbibliothek:

Die Deutsche Bibliothek verzeichnet diese Publikation in der Deutschen National-
bibliografie; detaillierte bibliografische Daten sind im Internet über http://dnb.d-
nb.de/ abrufbar.

Impressum:

Copyright © 2016 GRIN Verlag, Open Publishing GmbH
Druck und Bindung: Books on Demand GmbH, Norderstedt Germany
ISBN: 9783668277854

Dieses Buch bei GRIN:

http://www.grin.com/de/e-book/338500/gallensteine-und-cholezystolithiasis-ursa-
chen-symptome-diagnose-und

Benjamin Schmidt

Gallensteine und Cholezystolithiasis. Ursachen, Symptome, Diagnose und Behandlung

GRIN Verlag

GRIN - Your knowledge has value

Der GRIN Verlag publiziert seit 1998 wissenschaftliche Arbeiten von Studenten, Hochschullehrern und anderen Akademikern als eBook und gedrucktes Buch. Die Verlagswebsite www.grin.com ist die ideale Plattform zur Veröffentlichung von Hausarbeiten, Abschlussarbeiten, wissenschaftlichen Aufsätzen, Dissertationen und Fachbüchern.

Besuchen Sie uns im Internet:

http://www.grin.com/

http://www.facebook.com/grincom

http://www.twitter.com/grin_com

Inhaltsverzeichnis

1. Definition Cholezystolithiasis

- Das Gallensteinleiden (Cholelithiasis) ist eine Erkrankung, die durch die Bildung von **Gallensteinen in der Gallenblase (Cholezystolithiasis)** und/oder in den Gallengängen (Choledocholithiasis) zu Beschwerden führen kann *(AOK 2013)*.

- *Bei Gallensteinen handelt es sich um körpereigene Gebilde, die im* **Gallensystem** *entstehen. Bei Steinen im Gallengang spricht man von* **Choledocholithiasis***, in der Gallenblase von* **Cholezystolithiasis***. Gallensteine bilden sich, wenn die Bestandteile der Gallenflüssigkeit in einem falschen Verhältnis zueinander stehen (gesundmed 2015)*

- **Cholelithiasis:** griech. **(Chole= Galle), (lithos= Stein) = Gallensteinleiden,** Bildung von Konkrementen in der Galle= Cholezystolithiasis (Menche 2011, 806).

2. Historischer Hintergrund und Epidemiologie

<u>Historischer Hintergrund</u>

- **Humoralpathologie** der Hippokratiker um 400 v. Chr. = **Säftelehre**

- War für mehr als **1000 Jahre** der Stand der medizinischen Wissenschaft.

- Es wurde zwischen gelber und schwarzer Galle unterschieden. Die gelbe Galle wurde dem Organ Leber, dem Element Feuer und dem Choleriker zugeordnet (Sarközi et al. *2015*).

- **Galen von Pergamon** (130-200 n. Chr.) war es dann, der das gesamte medizinische Wissen vor Hippokrates zusammenfasste.

- Auch bei Galen ist ein Gleichgewicht dieser Säfte Voraussetzung für die Gesundheit eines Lebewesens *(Sarközi et al. 2015)*.

- **Redewendungen** *gehen auf die Lehre der Hippokratiker zurück (Buchard- Tuch 2015).*

Redewendungen

"Ihr Wein ist Drachengift und wütiger Ottern Galle" (Die Bibel, 5. Mose 32,33)

Ich könnte Gift und Galle spucken.

Mir kommt die Galle hoch.

Mir läuft die Galle über.

Ich hege Taubenmut, mir fehlt's an Galle (Hamlet, 2. Akt, 2. Szene / William Shakespeare)

Säftelehre

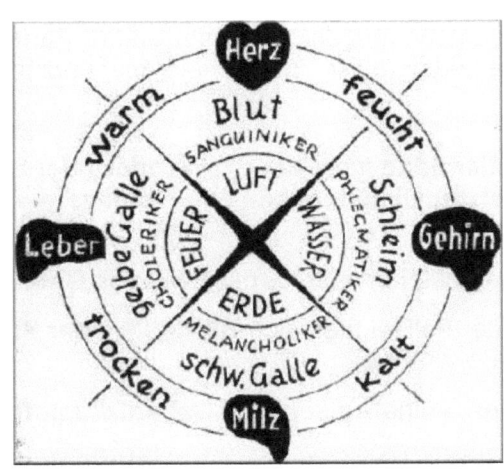

http://www.robl.de/galen/saefte.jpg

Epimiologie

15 - 20 Prozent der Menschen in Deutschland haben Gallensteine, und **jährlich** werden mehr als **190 000 Cholezystektomien** durchgeführt **170 000 minimalinvasiv** *(Buchard- Tuch 2015)*.

Frauen erkranken **zwei- bis dreimal** häufiger an Gallenblasensteinen als Männer, wobei die **Erkrankungsrate mit dem Lebensalter stetig ansteigt.** Man vermutet, dass Östogen das Risiko für Gallensteine erhöht.*(Gastro Liga e.V. 2014)*

nur etwa **20–40 % der Betroffenen** bekommen im Laufe ihres Lebens deshalb Beschwerden. **Keine Beschwerden= stumme Steine 80%**

„Wenn sich erst eine Gallenkolik entwickelt hat, ist das Risiko hoch, innerhalb **eines Jahres eine weitere Kolik zu erleiden."** *(Gastro Liga e.V. 2014)* =   *Ca. 50 %*

jedes Jahr entwickeln 3-5% der Betroffenen Komplikationen wie **Cholezystitis** (Gallenblasenentzündung), **Cholangitis** (Gallenwegsentzündungen) und/ oder **biliäre Pankreatitis** (durch Gallensteine bedingte Bauchspeicheldrüsenentzündung).

Etwa **10% aller Fälle** führen durch **Wandern der Steine** in den **Gallenwegen zu Gallenkoliken** (krampfartige Oberbauchschmerzen).(Gastro Liga e.V. 2010)

Blasensteine bestehen in 80% der Fälle aus **Cholesterin.**

In 10-20 % der Fälle finden sich **Bilirubin- oder Pigmentsteine** (Gastro Liga e.V. 2010).

Pigmentsteine, enthalten sehr viel **Gallenfarbstoff (Bilirubin).**

Gemischte Steine, bestehen aus **Cholesterin und Gallenfarbstoff**

3. Anatomie und Patho- Physiologie

Die Gallenflüssigkeit wird in den Zellen der Leber **(Hepar)** gebildet.

Eine gesunde Leber produziert täglich 600 bis 800 ml Gallenflüssigkeit.

Die Leber liegt im oberen Teil der Bauchhöhle unmittelbar unter dem Zwerchfell **(Gesamtgewicht von 2000 g)** *(Borchhard- Tuch 2015)*

Sie besteht aus einem größeren rechten und einem kleineren - linken Lappen.

Diese teilen sich in **Segmente** und wiederum in **Leberläppchen**

Die in den Leberzellen gebildete Gallenflüssigkeit wird über Gallenkanälchen aus den Leberläppchen abtransportiert.

Die Gallenkanälchen **(jeweils ein Kanälchen aus dem rechten und linken Leberlappen)** vereinigen sich zu einem **gemeinsamen Lebergang (Ductus hepaticus communis)** (Menche 2011, 806)

Dieser Gang ist circa 5 cm lang und verlässt die Leber.*(Gastro Liga e.V. 2014)*

Danach **zweigt** der **Gallenblasengang (Ductus cysticus) ab**. Dieser **mündet in die Gallenblase**, die in einer Mulde unterhalb des **rechten Leberlappens liegt**.

Der fortführende Lebergang wird nach der Abzweigung als Gallengang bezeichnet (Ductus choledochus).

http://www.pharmazeutische-zeitung.de/index.php?id=56367

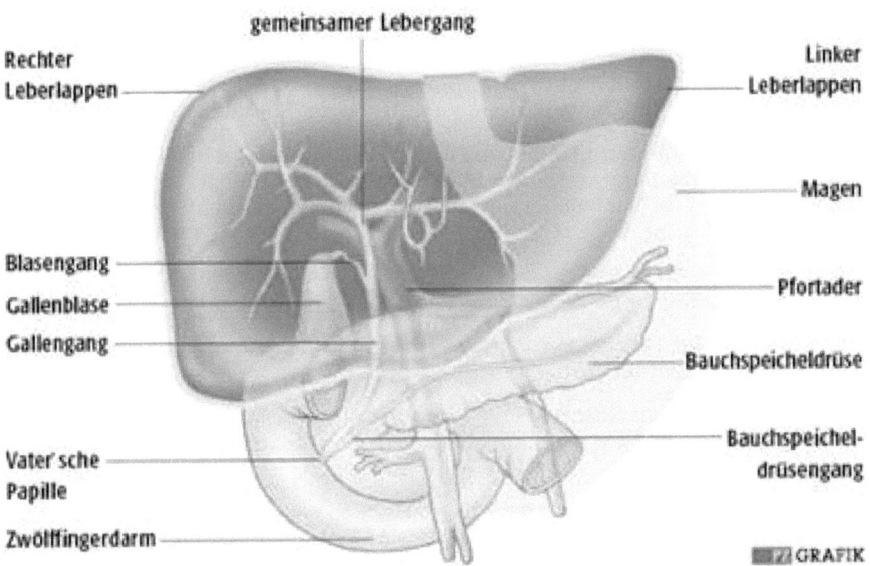

Schichten und Lage der Gallenblase

Die Gallenblase befindet sich **hinter der Leber, im rechten Teil des Oberbauches.**

Die Gallenblase ist etwa acht Zentimeter lang und vier bis fünf Zentimeter breit. Damit ist sie in der Lage zwischen 30 und 80 Milliliter Gallensaft aufzunehmen (Martini, F. H.; Timmons, M. J.; Tallitsch, R. B. 2012).

Gefäße führen von der Leber aus unmittelbar in die Gallenblase, denn hier wird der **aus der Leber stammende Gallensaft gesammelt** *(Butzlaff 2005)*

Die Gallenblase besteht aus drei Schichten, der Innenschicht, einer Muskelschicht und der äußeren Schicht.

Die **innere Schicht** besteht vorrangig aus **Schleimhaut** und **schützt das Gewebe der Gallenblase** vor dem Gallensaft.

Die *Muskelschicht dient dazu, den Gallensaft zu bewegen,* während die äußere Schicht der Gallenblase diese zu anderen Organen abgrenzt.

Aufgabe der Gallenblase

Die Aufgabe der Gallenblase besteht darin, die **Gallenflüssigkeit in Verdauungsruhe aufzunehmen, einzudicken und bei Bedarf** über den Gallengang in den **Zwölffingerdarm abzugeben.**

Kurz vorher schließt sich dem Gallengang der Ausführungsgang der Bauchspeicheldrüse an, der die Verdauungssäfte der Bauchspeicheldrüse leitet.

Die gemeinsame **Mündungsstelle von Gallen- und Bauchspeicheldrüsengang (Vater'sche Papille)** wird von einem **Schließmuskel kontrolliert,** der sich nur bei Bedarf öffnet und die Verdauungssäfte in das Duodenum ablässt *(Borchhard- Tuch 2015).*

Die Hälfte der gebildeten Gallenflüssigkeit fließt bei der Nahrungsaufnahme direkt in das Duodenum. *(Butzlaff 2005)*

Die andere Hälfte fließt bei **Verdauungsruhe in die Gallenblase,** wo die Galle **10- bis 20-fach konzentriert** wird.*(Gastro Liga e.V. 2014)*

Auslöser für die Ausschüttung von Gallenflüssigkeit sind Protein-, Glucose- und Fettgehalt des Darminhalts durch das Hormon Sekretin *(Borchhard- Tuch 2015).*

Die Gallenflüssigkeit soll die mit der Nahrung aufgenommenen Fette und fettlöslichen Vitamine **emulgieren** und so ihre **Aufnahme durch die Darmwand ermöglichen.**

In der Leber werden die **Gallensäuren aus Cholesterol hergestellt** *(Borchhard- Tuch 2015).*

Die Gallenflüssigkeit besteht aus :

Wasser (90%), Mineralien, Stoffwechselendprodukten

Gallensäuren,

Gallenfarbstoffen, wie z. B. Bilirubin (Abbauprodukt von Hämoglobin)

Fetten – vor allem Cholesterin.

Patho- Physiologie

Entstehung der Steine

Kommt es zu einem **Ungleichgewicht der Substanzen**, kann die Gallenflüssigkeit eindicken und es **bilden sich Konkremente** *(Borchhard- Tuch 2015).*

Cholesterol ist wasserunlöslich und wird durch die **Gallensäuren** in der Gallenblase **in Suspension gehalten** *(Butzlaff 2005).*

Eine Verminderung der Gallensäurekonzentration bei einem relativ hohen Cholesterolgehalt begünstigt die Ausfällung von Cholesterol (AOK 2013)

Steinart	Risikofaktor
Cholesterolsteine	höheres Lebensalter weibliches Geschlecht, Schwangerschaft hochkalorische, kohlenhydratreiche und faserarme Kost Adipositas körperliche Inaktivität Hyperinsulinämie rascher Gewichtsverlust (> als 1% des Körpergewichts pro Woche) niedrige HDL-Spiegel Gallensäurenverlust bei Morbus Crohn Medikamente: Fibrate, Somatostatinanaloga
schwarze Pigmentsteine	höheres Lebensalter Vitamin B12-, Folsäuremangel Morbus Crohn mit ausgeprägtem Ileumbefall Leberzirrhose Bilirubin Hypersekretion
braune Pigmentsteine	höheres Lebensalter Parasitenbefall Rückstau und bakterielle Besiedelung der Gallengänge

4. Ursachen und Symptome

Prädisponierende Faktoren: die sechs "F"

Female – weibliches Geschlecht,

Forty – älter als 40 Jahre,

Fertile – fruchtbar, d. h. viele Schwangerschaften

Fair - helle Haut,

Family – gehäuftes Vorkommen in der Familie

Fat – Fettsucht (Adipositas) *(Gastro Liga e.V. 2010)*.

Pigmentsteine, die Bilirubin enthalten, entstehen vor allem im Rahmen einer **Leberschädigung** oder bei **hämolytischer Anämie.** Da vermehrt Bilirubin anfällt *(Gastro Liga e.V. 2010)*.

Lebensstil:

Übergewicht, Bewegungsmangel

hochkalorische Ernährung, ballaststoffarme Ernährung

schnelle Gewichtsabnahme (Fasten)

hoher Zuckerverzehr

Krankheiten: Leberzirrh., M. Crohn, Diabetes

Medikamente: Östrogen-Präparate, Fibrate

(Medical Tribune 2011)   (gesundmed 2015)   (Christ 2015)

Symptome

Die meisten Betroffenen, die Gallensteine haben, sind beschwerdefrei (stumme Steine)

Es können jedoch auch Schmerzen von wechselnder Stärke im **rechten Oberbauch** auftreten, die vor allem in die rechte **Schulter ausstrahlen** (AOK 2013).

Verstärkung der Schmerzen bei Nahrungsaufnahme, besonders bei Fetten, Kaffee und Alkohol (Christ 2015)

Ob die Steine Symptome auslösen hängt von ihrer Größe ab. Meist sind die Steine **kirschkern- oder haselnussgroß, im Extremfall erreichen sie Hühnereigröße.** Die Folge ist häufig ein vorübergehender Verschluss des Gallenblasengangs durch den Stein. Nicht selten leiden die Patienten an Übelkeit mit Erbrechen (Buchard- Tuch 2015).

Komplikationen

Hält die Kolik länger als fünf Stunden an, muss an eine Komplikation gedacht werden, zum Beispiel eine Entzündung der Gallenblase (Cholezystitis), der **Gallenwege (Cholangitis)** oder der Bauchspeicheldrüse (Pankreatitis) = meist zeigen sich Symptome wie Schüttelfrost, Fieber, Übelkeit, Erbrechen

Wird der **Lebergang** durch einen **wandernden Stein komprimiert,** kann die **Gallenflüssigkeit nicht** mehr **aus der Leber abfließen** *(Martini, F. H.; Timmons, M. J.; Tallitsch, R. B. 2013, 826)*

<u>Folge:</u> starker Bilirubinanstieg, Gelbsucht, Juckreiz

entfärbter Stuhl und dunkler Urin *(Böttcher, T.; Kortenhaus, M. 2006)*

Fette in der Nahrung werden nicht mehr normal verdaut, deshalb hat der Pat. Blähungen und großvolumige, fettig schimmernde Stühle (gesundmed 2015) et (Christ 2015)

Entzündung der Gallenblase

Der Cholezystitis liegt in über **90 Prozent** ein Steinleiden zugrunde *(Borchard-Tuch 2015).*

Gallenblasenpolypen und Gallenblasentumore können sich nach langem Steinleiden bilden *(AWMF 2011)*

Langfristig kann eine **Behinderung des Galleflusses (Cholestase)** die Fettverdauung beeinträchtigen

(AWMF 2011)

Es kommt zu einem Defizit an Fetten und den fettlöslichen Vitaminen A, D, E und K *(Borchhard- Tuch 2015).*

5. Diagnostik und Therapie

Diagnostik:

Anamnesegespräch: Beschwerdekonstellation? Grunderkrankungen? Risikofaktoren? *(AOK 2013).*

körperliche Untersuchung: Druckschmerzen unter dem rechten Rippenbogen? Gallenblase tastbar? gelblich verfärbte Haut?

Labor: Entzündungszeichen? Erhöhung der Leukos? Erhöhung des CRP und der BSG? Bilirubin? Gamma-GT? *(Böttcher, T.; Kortenhaus, M. 2006)*

Ultraschalluntersuchung, Endosonografie (Gastroskop mit integriertem minimalem Ultraschallgerät) *(gesundmed 2015).*

Röntgenaufnahme oder die **Computertomographie**

Gängig ist die **endoskopische retrograde Cholangiographie** (ERC) bzw. **inc. Spiegelung der Bauchspeicheldrüse = endoskopisch retrograde Cholangiopankreatographie** (ERCP). *Hierbei können Steine gerade mit entfernt werden* (Gastro Liga e.V. 2004).

Ist die ERCP nicht möglich wird die die so genannte **perkutane transhepatische Cholangiographie** (= PTC) **durchgeführt.**

Therapie

"Unbestritten ist, dass eine steinbeladene Gallenblase nach einer ersten Kolik laparoskopisch (Schlüsselloch-Chirurgie) entfernt werden sollte. Durch eine vernünftige Lebensführung kann man jedoch selbst dazu beitragen, dass zufällig entdeckte Gallensteine auch künftig keine Symptome verursachen."
(Gastro Liga e.V. 2004)

Entfernung der GB nur bei Beschwerden

Ansonsten:

Nur in Ausnahmefällen, wie z. B. bei einer symptomlosen chronischen Entzündung der Gallenblase, sollte das Organ entfernt werden (Cholezystektomie), um das Risiko eines Gallenblasentumors zu verringern (AOK 2013).

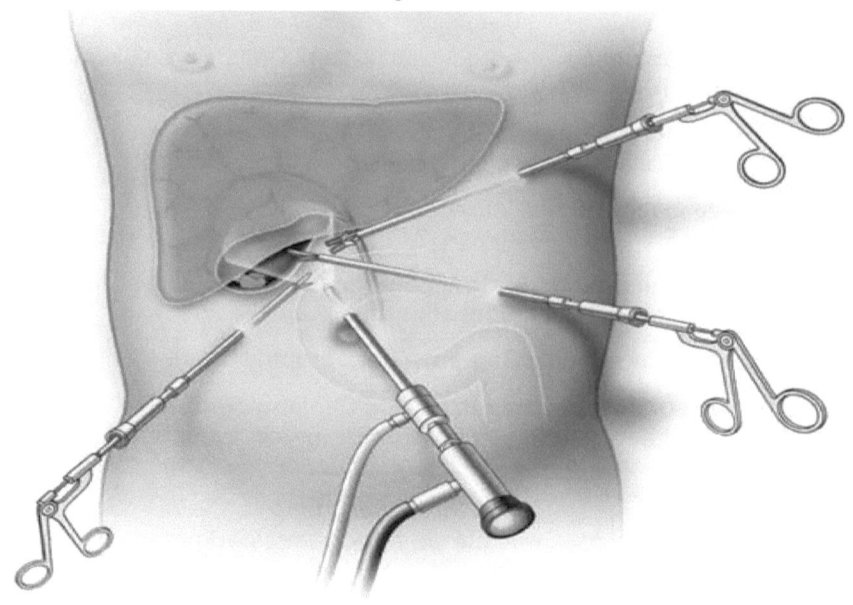

Cholezystektomie

Der operative Eingriff dauert knapp **eine Stunde** und macht in aller Regel eine Hospitalisation **von zwei Übernachtungen** notwendig.

Verhaltensmassregeln: während der ersten drei Wochen nach der OP keine schweren körperlichen Anstrengungen, damit **keine Narbenbrüche entstehen.**

Der Patient darf **ohne Einschränkungen essen und trinken**, lediglich während der ersten Wochen nach der Operation gilt es, die **Nahrung über den Tag zu verteilen**, um Blähungen *vorzubeugen*.

Schmerzen nach einer Cholezystektomie sind häufig. Wenn sie länger als drei Monate anhalten, sprechen Mediziner von einem Postcholezystektomie-Syndrom
(Gastro Liga e.V. 2004)

Nur bei einer **Minderheit der Patienten mit Beschwerden** kann man **konservativ**, das heißt **nicht operativ**, vorgehen. Das **Risiko einer erneuten Kolik ist zu hoch= nur bei offenem Gallengang, keine Entzündung** (AWMF 2011)

Dazu spült man die Gallenblase mit einer speziellen Lösung über einen Katheter der durch die Haut in das Organ eingeführt wird= lokale Chemolitholyse (Lyse = Auflösung).

Bei **Cholesterinsteinen mit d < 10mm** kann man zu der Organspülung die **medikamentöse Litholyse** versuchen. Hierzu verabreicht man gallensäureähnliche Substanzen: **Ursodeoxycholsaure (UDCA)** (Stiftung Warentest 2015)

Medikamente wie bestimmte Antazida sollten nicht gleichzeitig gegeben werden (Buchard- Tuch 2015). Nach etwa ein bis zwei Jahren ist zumeist die Hälfte der Steine komplett aufgelöst.

Eine weitere Möglichkeit der Steinbehandlung ist die so genannte **extrakorporale Stoßwellenlithiotripsie (ESWL)**, die ebenfalls mit der medikamentösen Lyse kombiniert wird. **Dieses Verfahren wird in der Leitlinie eher kritisch bewertet und operativen Verfahren der Vorzug gegeben** (AWMF 2011). Die Steine lösen sich komplett auf kommen aber wieder !!!

Die Behandlung richtet sich nach der Lage der Gallensteine, der Stärke der Beschwerden und einer eventuell vorhandenen Entzündung.

Bei einer **akuten Gallenkolik** helfen **krampflösende (Spasmolytika) und schmerzstillende (Analgetika) Mittel**. Der Betroffene sollte zunächst etwa **24 Stunden nichts essen**. Anschließend ist es **sinnvoll, auf fette und gebratene Speisen zu verzichten** (AWMF 2011).

Das Leben ohne Gallenblase hat keine <u>wesentlichen</u> Nachteile.

Gallenflüssigkeit wird weiter in der Leber produziert (Gallenblase dient nur als Speicherorgan)

Nach der Gallenblasen-OP sollte nur darauf geachtet werden, dass die Nahrung nicht zu fettreich ist und viele Vitamine und Ballaststoffe enthält (Butzlaff 2005)

Eine spezielle Diät ist jedoch nicht notwendig.

6. Ernährung, Gewichtsreduktion und Prophylaxe

Der Patient sollte seine Ernährung auf cholesterinarme Kost umstellen, ggfs. Übergewicht reduzieren und möglichst Sport treiben. Er sollte viele Ballaststoffe und Vitamine zu sich nehmen und auf Alkohol in großen Mengen verzichten.

Allerdings ist darauf zu achten, dass das **Gewicht nicht zu schnell sinkt,** da sonst das Risiko, Gallensteine zu entwickeln, steigt *(gesundmed 2015).*

Mit hoher Wahrscheinlichkeit kommt es aber doch wieder zu Gallensteinen, sei denn die Gallenblase wurde entfernt.

Bei fehlender Gallenblase gelangt ein Teil des Fettes unverdaut in den Dickdarm, dies beeinträchtigt die Darmflora. Die Patienten leiden dann an Fettstühlen, Durchfällen, Völlegefühl, Blähungen und Krämpfen *(Lammert, F.; Sauerbruch, T. 2007)*

Einige Menschen haben bei fast allen Mahlzeiten **leichte Probleme**. Nach **fetthaltigem Essen werden die Beschwerden nahezu unerträglich** (Butzlaff 2005)

Pflanzliche Medis / Phytopharmaka

Sie können Gallensteine nicht auflösen, aber der - Bildung vorbeugen

Kontraindikation: *akute Entzündungen der Gallenblase und -wege, operations-pflichtige Gallensteine, Verschluss der Gallenwege, Leberfunktionsstörungen* (Buchard- Tuch 2015).

Hierzu gehören unter anderem: *(Buchard- Tuch 2015).*

Artischocke

Löwenzahn

Schöllkraut Tagesdosis max. 2,5 mg

Gelbwurz

Erdrauch

Schafgarbe

Pfefferminze

7. Fallbeispiel: Der Patient mit Gallensteinleiden im Krankenhaus

- **Herr A. ist seit heute im Krankenhaus**
- **61 Jahre alt und verheiratet, BMI 35kg/m2**
- **Hat Typ II Diabetes, nicht insulinpflichtig**
- **Ernährt sich gerne deftig und trinkt Bier**
- **Klagt über Blähungen, Übelkeit, Juckreiz und Fettstühle**
- **38,7 Grad C Fieber und kolikartige Schmerzen im re Oberbauch ausstrahlend in die Schulter, schläft wenig**
- **Haut zeigt gelbe Verfärbung (Ikterus)**
- **Hat Angst vor OP, weiß nicht weiter**

Anzuwendende Assessments

VRS nach DNQP 2014 wegen den Schmerzen

EORTC QLQ-C-30 (gesundheitsbezogene LQ) und SEIQoL (individuelle LQ)

Hautanalyse n. Beckmann 2009 (Juckreiz und Ikterus)

Ernährungsanalyse (fettige Nahrung) und Trinkprotokoll (Flüssigkeitsbilanz wegen Fieber)

Stuhlassessment nach Beckmann 2015 wegen den Fettstühlen

Miktionsprotokoll wegen Flüssigkeitsbilanz

Thromboembolie- und Sturzfaktoren / Fieber

Dekubitusrisikofaktoren erheben/ müde abgeschlagen/ Bewegungsmangel/ Schonhaltung

8. Lebensqualität und Alltagsproblematiken

Gesundheitsbezogene LQ:

Symptome und körperlicher Zustand:

Starke Schmerzen,Fieber,abgeschlagen, Blähungen, Übelkeit, Juckreiz und Fettstühle, schläft kaum

Psychischer und emotionaler Zustand:

Hat Angst vor OP, was ist danach ?

Soziales Netzwerk und Rollen:

Was ist mit seiner Arbeit/ Hobbies? Wie verhalten sich die Freunde? Kegelabend ohne Bier und Haxe?

Lebensqualität

Gesamtbewertung:

Herr A. sieht seine individuelle LQ derzeit beeinträchtigt und empfindet seine Situation als belastend (weiß nicht weiter, hat Angst vor OP)

Die gesundheitsbezogene LQ von Herr A. ist durch die belastenden Symptome seiner KH derzeit ebenfalls beeinträchtigt.

Nach der Therapie (OP) stehen die Chancen allerdings gut, dass sich die LQ von Herr A. in allen Bereichen erheblich verbessert.

NANDA Diagnosen (Nanda 2013) (Gordon 2003)
2. Ernährung

Überernährung S. 202   *BMI 35kg/m2, ißt gerne deftig*

Gefahr eines instabilen Blutglukosespiegels S. 204   *Diabetes Typ II, Fieber*

Gefahr einer Leberfunktionsstörung S. 207

Ikterus, Juckreiz

Gefahr eines Flüssigkeitsdefizits S. 210

Fieber, Fettstühle

3. Ausscheidung

Dysfunktionale gastrointestinale Motilität S. 227

Blähungen, Übelkeit

Diarrhö S. 226   *Fettstühle*

Schlafstörung S. 224 *schläft wenig, Schmerzen*

Einschränkung in der Mobilität ? *Fieber*

Defizit sich Waschen und Kleiden? *Erschöpfung*

9. Coping

Angst S. 358   *Angst vor OP, weiß nicht weiter*

11. Sicherheit

Sturzgefahr S. 440 *Fieber, ist müde*

Hypertermie S. 464 *38,7 Grad C*

12. Wohlbefinden

Übelkeit S. 467 *beschreibt er*

Beeinträchtigtes Wohlbefinden S. 470 *abgeschlagen, erschöpft*

Akuter Schmerz S. 474 *starke Kolik*

<u>Therapie Akut:</u> **Analgetika, Spasmolytika, Diagnostik und Vorbereitungsgespräch OP, Fieber senken, Entzündung hemmen, ballaststoffreiche Nahrung, psychosoziales Gespäch, Ernährungsberatung, Flüssigkeitszufuhr, Sturzfaktoren erheben, Schlafmittel, Mittel gegen Übelkeit** (Gastro Liga e. V. 2014)

Überleitungspflege/ Langzeit- Therapie

-Kontaktaufnahme mit HA wegen weiterer Rezeptierung und ggf. Wundinspektion

-Ernährungsberatung= wenig Cholesterin, viele Vitamine und Ballaststoffe (Christ, 2015)

-Gewichtsreduktion und Sportgruppe
(Gastro Liga e. V. 2014)

-Anschluss Betroffenengruppe

-Beratungsgespräch Umgang mit der speziellen Ernährung in psychosozialen Situationen (Treffpunkt Grillhaxe)

9. Literaturverzeichnis

AWMF (2011): Diagnostik und Therapie von Gallensteinen. Leitlinie der Deutschen Gesellschaft für Verdauungs- und Stoffwechselerkrankungen und der Deutschen Gesellschaft für Viszeralchirurgie. URL: http://www.awmf.org/uploads/tx_szleitlinien/021-008l_S3_Gallensteine_abgelaufen.pdf 11.10.2015

AOK (2013): Gute Information zur Gesundheit. Cholelithiasis, Choledocholithiasis, Cholezystolithiasis. URL: https://www.aok.de/bundesweit/gesundheit/beschwerden-nach-koerperregionen-49220.php?action=detail&id=95 9.10.2015

gesundmed (2015): Medizin und Gesundheit im Web 2015. URL: http://www.gesundmed.de/krankheiten/gallensteine-cholelithiasis/ 9.10.2015

Borchard- Tuch, C. (2015): Die Pharmazeutische Zeitung. Gallenleiden. Von Entzündung bis Karzinom. URL: http://www.pharmazeutische-zeitung.de/index.php?id=56367 11.10.2015

Böttcher, T.; Kortenhaus, M. (2006): Netters Allgemeinmedizin. Mit 678 Farbtafeln von Frank H. Netter. Erkrankungen der Gallenblase und -Wege. Stuttgart:Georg Thieme Verlag, 417-427

Butzlaff, M. (2005): evidence.de - Medizinisches Wissensnetzwerk der Universität Witten/Herdecke. Patientenleitlinie Gallensteinleiden 11/2005. URL: http://www.patientenleitlinien.de/Gallensteine/gallensteine.html 11.10.2015

Christ, C. (2015): Moodle Modul 8- Pflegerisches Aufbaumodul. Naturwissenschaftliche Grundlagen. Lebererkrankungen. Graue Literatur. Frankfurt: E-Learning Plattform der Frankfurt University of Applied sciences

Gastro Liga e. V. (2014): Deutsche Gesellschaft zur Bekämpfung der Krankheiten von Magen, Darm und Leber sowie von Störungen des Stoffwechsels und der Ernährung e.V. Die Gallenblase- ein wenig beachtetes Organ. URL: http://www.gastro-liga.de/fileadmin/download/presse/PMSprechstdeMai-Jun-2014.pdf 11.10.2015

Gastro Liga e. V. (2010): Leitlinien für Patienten. Gallensteine. URL: http://www.gastro-liga.de/fileadmin/download/Leitfaden-Gallensteine-Web.pdf 11.10.2015

Gastro Liga e.V. (2004): Deutsche Gesellschaft zur Bekämpfung der Krankheiten von Magen, Darm und Leber sowie von Störungen des Stoffwechsels und der Ernährung e.V. Was Sie schon immer über GALLENSTEINE wissen wollten. URL: http://www.gastro-liga.de/download/gallensteine-0708-web.pdf 11.10.2015

Gordon, M. (2003): Handbuch Pflegediagnosen. Das Buch zur Praxis.: München: Urban und Fischer Verlag

Lammert, F.; Sauerbruch, T. (2007): Gallensteine. Von der molekularen Pathogenese zur leitlinienbasierten Prävention und Therapie. Gastroenterologe 2, 461-476.

Martini, F. H.; Timmons, M. J.; Tallitsch, R. B. (2013): Anatomie Kompaktlehrbuch. 6. aktualisierte Auflage. Die Gallenblase. München: Pearson Verlag

Martini, F. H.; Timmons, M. J.; Tallitsch, R. B. (2012): Anatomie. 6. aktualisierte Auflage. Die Gallenblase. München: Pearson Verlag

Medical Tribune (2011): Gallensteine und Symptome – Risikofaktoren meiden. URL: http://www.medical-tribune.de/fileadmin/PDF/Gallensteine.pdf 11.10.2015

Menche N. (2011): Pflege von Menschen mit Erkrankungen von Leber, Gallenwegen, Pankreas und Milz. Cholelithiasis. In: Nicole M. (Hrsg.), Pflege Heute. Lehrbuch für Pflegeberufe. 5. vollständig überarbeitete Auflage. München: Urban und Fischer Verlag, 806-808

NANDA International (2013): Pflegediagnosen. Definitionen und Klassifikationen 2012-2014. Kassel: Recom Verlag

Sarközi, M.; Heyde, P.; Hennig, O. (2015): Universität Leipzig. Humoralpathologie SQ4 – Naturwissenschaft für Querdenker. URL:

http://www.uni-leipzig.de/~helium/Querdenker/Referate2013/Humoralpathologie.pdf 10.10.2015

Stiftung Warentest (2015): Gallenbeschwerden und -steine. Medikamentetest. URL: https://www.test.de/medikamente/vom_arzt/a_leber_gallenblase/a_gallenbeschwerden_steine/a_gallenbeschwerden_steine/behand.am/ 11.10.2015

Weitere:
BDI (2015): Berufsverband Deutscher Internisten. Internisten im Netz. Ihre Experten für innere Medizin. Gallenblase und Gallenwege. URL: http://www.internisten-im-netz.de/   10.10.2015
DKMIC (2014): Entfernung der Gallenblase (Cholecystectomie). URL: https://www.dkmic.de/patienten/forum/entfernung-der-gallenblase-cholecystectomie/ 10.10.2015

Krämer, S. (2014): eesom- Ihr Gesundheitsportal- verständlich und aktuell. Gallensteine. URL:http://www.eesom.com/go/Verdauungssystem/Gallenblase %2C+Gallenwege/Gallensteine+%28Cholelithiasis%29?size=   10.10.2015

Schmiedel, V. (2015): Habichtswaldklinik. Klinik für Ganzheitsmedizin und Naturheilkunde. Abteilung Innere Medizin und Naturheilkundliche Ambulanz. Gallenblase. URL: http://www.gallen-blase.de/ 10.10.2015

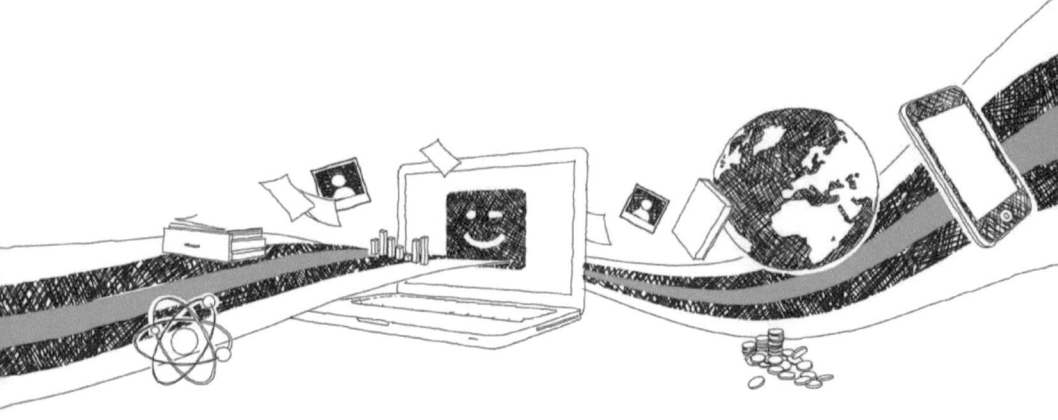